Resumão Profissões

Fisioterapia AVALIAÇÕES 1

Avaliação geral

Miótomos e dermátomos essenciais para serem testados

RAÍZES NERVOSAS	MIÓTOMOS	DERMÁTOMOS
C 1	Flexão cervical superior	Não aplicável
C 2	Extensão cervical superior	Occipital
C 3	Flexão cervical lateral	Lateral do pescoço
C 4	Elevação da cintura escapular (trapézio superior)	Levantador da escápula, trapézio e área da clavícula
C 5	Abdução do ombro e rotação externa (infraespinhal)	Deltoide lateral e região anterolateral do braço
C 6	Flexão do cotovelo e extensão do pulso	Face lateral do braço até o polegar e o dedo indicador
C 7	Extensão do cotovelo e flexão do pulso	Posterior do braço e do antebraço até o dedo médio
C 8	Extensão do polegar e desvio ulnar	Da metade distal da medial do antebraço e borda ulnar da mão até o dedo mínimo
T 1	Adução e abdução do dedo	Da parte medial do antebraço à base do dedo mínimo
L 1	Nenhum teste muscular	Coluna lombar superior, trocanter e virilha
L 2	Flexão do quadril	Frente da coxa
L 3	Extensão da perna	Frente da coxa até a face medial do joelho
L 4	Flexão dorsal	Da frente da coxa à parte anterior do joelho e medial da perna
L 5	Extensão do hálux	Da lateral da perna ao dorso do pé e membrana entre os dedos I e II
S 1	Flexão plantar do tornozelo e eversão	Posterior da coxa, perna e lateral do pé
S 2	Flexão plantar do tornozelo e flexão do joelho	Posterior da coxa e perna
S 3	Nenhum	Virilha e medial da coxa
S 4	Bexiga e reto	Região das nádegas

Reflexos dos tendões comuns profundos

REFLEXOS	LOCAIS DOS ESTÍMULOS	RESPOSTAS NORMAIS	NÍVEIS DOS NERVOS RELACIONADOS
Maxilar	Mandíbula	A boca se fecha	Nervo trigêmeo
Bíceps	Tendão do bíceps	O bíceps se contrai	C5, C6
Braquiorradial	Tendão braquiorradial	Flexão do cotovelo e/ou desvio radial do pulso	C5, C6
Tríceps	Tendão distal do tríceps	Extensão do cotovelo	C7, C8
Patelar	Tendão patelar	Extensão da perna	L3, L4
Calcâneo	Tendão calcâneo (de Aquiles)	Flexão plantar do pé	S1, S2

Adaptado de *Orthopedic Physical Assessment*. Enhanced 4th ed. Magee DJ. Chapter 1, Table 1-24, Superficial Reflexes, p. 46, copyright 2006, com permissão da Elsevier.

Graus de reflexo dos tendões profundos

0	Ausente	Graus de reflexo documentados direita/esquerda
1	Diminuído (hiporreflexia)	
2	Normal	Pode ser usado para indicar manobra de Jendrassik ou usado, rotineiramente, como parte de critério de graduação
3	Aumentado (hiperreflexia)	
4	Clônus	

Reflexos superficiais

REFLEXOS	RESPOSTAS NORMAIS	NÍVEIS DOS NERVOS PERTINENTES
Abdominal superior	O umbigo se move para cima e em direção à área tocada	T7 – T9
Abdominal inferior	O umbigo se move para baixo e em direção à área tocada	T11 – T12
Cremastérico	Eleva o escroto	T12 – L1
Plantar	Flexão plantar dos dedos	S1 – S2
Glúteo	Tensão da pele na área dos glúteos	L4 – L5, S1 – S3
Anal	Contração dos músculos do esfíncter anal	S2 – S4

Adaptado de Orthopedic Physical Assessment. Enhanced 4th ed. Magee DJ. Chapter 1, Table 1-25, Superficial Reflexes, p.46, copyright 2006, com permissão da Elsevier.

Reflexos patológicos em adultos

REFLEXOS	PROCEDIMENTOS DE TESTES	RESPOSTAS POSITIVAS/ ANORMAIS	PATOLOGIAS
Babinski	Batida na superfície plantar lateral do pé	Extensão ascendente do hálux com abanação dos demais dedos	Lesão do motoneurônio superior
Chaddock	Batida na face lateral do pé, ao longo do dedo mínimo	Extensão ascendente do hálux. com abanação dos demais dedos	Lesão do moto neurônio superior
Oppenheim	Toque na superfície anteromedial da perna	Extensão ascendente do hálux. com abanação dos demais dedos	Lesão do moto neurônio superior
Hoffman	Sacudida leve na falange terminal do indicador, com os dedos médio e anular em flexão	Rápida flexão da falange distal do polegar ou falange distal do dedo que não foi sacudido	Lesão do moto neurônio superior

Neurônios motores superiores: sinais e sintomas

- Espasticidade
- Hipertonia
- Hiper-reflexia (reflexos dos tendões profundos)
- Reflexos patológicos positivos
- Reflexos superficiais reduzidos ou ausentes

Adaptado de Orthopedic Physical Assessment. Enhanced 4th ed. Magee DJ. Chapter 1, Table 1-14, Signs and Symptoms of Upper Motor Neuron Lesions, p. 33, copyright 2006, com permissão da Elsevier.

Neurônios motores inferiores: sinais e sintomas

- Flacidez dos músculos enervados por envolverem nervos periféricos
- Arreflexia
- Atrofia muscular
- Hipoestesia ou anestesia

Escala do teste de força muscular manual

GRAUS	VALORES	MOVIMENTOS
5	Normal (100%)	Movimento de amplitude completa contra a gravidade e capaz de prosseguir com resistência máxima
4	Bom (75%)	Movimento de amplitude completa contra a gravidade e capaz de prosseguir com resistência moderada
3	Suficiente (50%)	Movimento de amplitude completa contra a gravidade e capaz de prosseguir com resistência mínima
2	Fraco (25%)	Inicia o movimento contra a gravidade. Movimento de amplitude completa, se eliminada a gravidade
1	Traço	Evidência de contratilidade fraca, mas sem movimento de articulação
0	Sem traço de contração	Nenhuma evidência de contração pela palpação

Adaptado de Orthopedic Physical Assessment. Enhanced 4th ed. Magee DJ. Chapter 1, Table 1-12, Muscle Test Grading, p.30, copyright 2006, com permissão da Elsevier.

Pulsos

COMPARAR OS PULSOS PERIFÉRICOS QUANTO A FREQUÊNCIA, RITMO E QUALIDADE. OS GRAUS DE PULSAÇÃO SEGUEM A ESCALA ABAIXO

0	Ausência (sem pulso)
+1	Fraco e imperceptível
+2	Normal
+3	Pleno
+4	Disparado

Edemas

PARA VERIFICAR, COLOCA-SE O POLEGAR SOBRE A PERNA OU DORSO DO PÉ POR 5 SEGUNDOS

0	Ausência de edema
1+	Depressão quase não é visível ou palpável
2+	Depressão de uns 5 mm, acompanhada por pés e contorno das pernas normais
3+	Depressão profunda (5 mm a 10 mm), acompanhada por pés e pernas inchados
4+	Depressão muito profunda (mais de 1 cm), acompanhada por severo inchaço de pés e pernas

Sistema musculoesquelético

Padrões capsulares

ARTICULAÇÕES	RESTRIÇÕES (CITADAS EM ORDEM DE LIMITAÇÃO)
ATM (temporomandibular)	Limitação de abertura da boca
Coluna cervical	Flexão lateral e rotação são igualmente limitadas; extensão limitada
Glenoumeral	Rotação lateral, abdução, rotação média
Umeroulnar	Flexão, extensão
Radioumeral	Flexão, extensão, supinação, pronação
Radioulnar proximal	Supinação, pronação
Punho	Flexão e extensão igualmente limitadas
Metacarpofalangiana e interfalangiana	Flexão, extensão
Coluna torácica e lombar	Flexão lateral e rotação igualmente limitadas; extensão.
Quadril	Flexão, abdução, rotação medial (a ordem de restrição pode variar)
Joelho	Flexão, extensão
Talocrural	Flexão plantar, flexão dorsal
Talocalcâneo	Limitação do varo em amplitude de movimento
1.º metatarsofalangiano	Extensão, flexão
Interfalangiano	Flexão, extensão

Adaptado de Orthopedic Physical Assessment. Enhanced 4th ed. Magee DJ. Chapter 1, Table 1-11, Common Capsular Patterns of Joints, p. 28, copyright 2006, com permissão da Elsevier.

Sensações finais *(sensações quando se atinge o final da amplitude de movimento)*

SENSAÇÕES	EXEMPLOS
Normais	
Osso com osso	Extensão do cotovelo
Aproximação de tecidos moles	Flexão do joelho
Alongamento do tecido	Flexão dorsal do tornozelo e extensão dos dedos
Anormais	
Espasmo muscular prematuro	Espasmo protetor após um ferimento
Espasmo muscular tardio	Espasmo devido a instabilidade ou dor
Estiramento de tecido mole	Músculo rijo
Capsular rígido	Ombro congelado
Capsular mole	Sinovite, edema de tecido mole
Osso com osso	Formação de osteófitos, bloqueio ósseo
Vazio	Bursite subacromial
Bloqueio elástico	Ruptura do menisco

Adaptado de Orthopedic Physical Assessment. Enhanced 4th ed. Magee DJ. Chapter 1, Table 1-10, Normal and Abnormal End Feel, p. 27, copyright 2006, com permissão da Elsevier.

Posições de repouso e bloqueio ou de máxima estabilidade

ARTICULAÇÕES	POSIÇÕES DE REPOUSO ARTICULAR	POSIÇÕES DE MÁXIMA ESTABILIDADE
Temporomandibular	Boca levemente aberta	Boca fechada e dentes serrados
Coluna (cervical, torácica e lombar)	Meio caminho entre flexão e extensão	Extensão
Glenoumeral	50%-60% de abdução no plano escapular, 30% de abdução horizontal	Abdução com rotação lateral
Umeroulnar	70% de flexão, 10% de supinação	Extensão completa do cotovelo
Radioumeral	Extensão e supinação totais	Cotovelo a 90º, extensão com leve supinação
Radioulnar proximal	70% de flexão, 35% de supinação	Leve supinação
Punho (radiocarpal)	Neutra, com leve desvio ulnar	Extensão com desvio radial
Metacarpofalangiano	Leve flexão	Flexão total dos dedos 2-5; oposição do dedo 1
Interfalangiano	Leve flexão	Extensão total
Quadril	30% de flexão, 30% de abdução e leve rotação lateral	Extensão, abdução e rotação interna
Joelho	25% de flexão	Extensão total com rotação tibial externa
Talocrural	10% de flexão plantar	Flexão dorsal completa
Subtalar	Posição intermediária	Inversão
Tarsometatarsal, semitarsal	Posição intermediária	Supinação
Metatarsofalangiano	Neutra	Extensão total

Diagnósticos diferenciais de distensões musculares, tendinopatias e entorses

	DISTENSÃO DE 1.º GRAU	DISTENSÃO DE 2.º GRAU	DISTENSÃO DE 3.º GRAU	TENDINOPATIA TENDINITE. TENDINOSA.	ENTORSE DE 1.º GRAU	ENTORSE DE 2.º GRAU	ENTORSE DE 3.º GRAU
Definição	Ruptura de algumas fibras	Ruptura de metade das fibras	Ruptura total das fibras	Inflamação do tendão. Degeneração intratendinosa	Ruptura de algumas fibras	Ruptura de metade das fibras	Ruptura de todas as fibras
Mecanismo da lesão	Sobrecarga e/ou excesso de alongamento			Uso excessivo / Sobrecarga ou excesso de esticamento / Idade avançada, excesso de uso / Sobrecarga crônica	Sobrecarga e/ou excesso de alongamento		
Início	Agudo	Agudo	Agudo	Agudo / Crônico	Agudo	Agudo	Agudo
Fraqueza	Pouca ou nenhuma	Moderada	Grande	Leve a moderada	Pouca ou nenhuma	Leve a nenhuma	Menor a moderada
Inchaço/edema	Pouco	Moderado a grande	Moderado a intenso	Sim, variável/Raramente	Pouco	Moderado	Moderado a grande
Perda de função	Pouca	Moderada a grande	Grande	Menor a maior	Pouca	Moderada a grande	Moderada a grande
Contração isométrica	Forte e dolorosa	Forte ou fraca; dolorosa	Fraca e dolorosa	Menor a maior	Sem dor	Indolor	Indolor a dor leve
Dor ao alongar	Sim	Sim	Nenhuma no tecido lesado	Sim	Sim	Sim	Nenhuma no tecido lesado
Desempenho da articulação	Normal	Normal	Normal	Normal	Normal	Normal	Aumentado
Defeito palpável	Não	Não	Sim, se recente	Não	Não	Não	Sim, se recente.
Amplitude de movimento ativa	Normal para diminuída	Diminuída	Diminuída com ação dos músculos atingidos	Diminuída	Diminuída	Diminuída	Pode aumentar ou diminuir

Adaptado de Orthopedic Physical Assessment. Enhanced 4th ed. Magee DJ. Chapter 1, Table 1-9, Differential Diagnosis of Muscle Strains, Tendon Injury, and Ligament Sprains, p. 24, copyright 2006, com permissão da Elsevier.

Descrições de dor e respectivas estruturas

TIPOS DE DOR	ESTRUTURAS RELACIONADAS
Câibra, entorpecimento, dor	Músculo
Entorpecimento, dor	Ligamento, articulação capsular
Cortante, aguda	Raiz nervosa
Cortante, forte, de surpresa	Nervo
Ardência, compressão, como uma ferroada	Nervo simpático
Forte, persistente, pesada	Osso
Ardente, acentuada, intolerável	Fratura
Latejante, difusa	Vasculatura

Adaptado de Orthopedic Physical Assessment. Enhanced 4th ed. Magee DJ. Chapter 1, Table 1-3, Pain Descriptions and Related Structures, p.8, copyright 2006, com permissão da Elsevier.

Queixas de paciente e questionários de avaliação musculoesquelética

TESTES	REGIÕES	ITENS	OBJETIVOS
Questionário Oswestry	Parte inferior das costas	Questionário de 10 itens para o paciente responder	Observação de deficiência resultante da dor na parte inferior das costas
Índice de insuficiência do pescoço	Pescoço	Questionário de 10 itens	Observação de deficiência resultante da dor no pescoço
Deficiências de braço, ombro e mão	Extremidade superior	Questionário de 30 itens mais a opção de trabalho e módulo de esporte/arte	Mede a função física em pessoas com distúrbios musculoesqueléticos nos membros superiores
Escala de funcionalidade da extremidade inferior	Extremidade inferior	Questionário de 20 itens	Identifica as limitações de funções atribuídas às extremidades inferiores
Escala de funcionalidade de paciente específico	Abrange a região de interesse	Questionário de 3 itens	Identifica e quantifica as atividades que o paciente é incapaz de fazer ou que considera difícil

CÍRCULO DE WILLIS

(circuito arterial do cérebro)

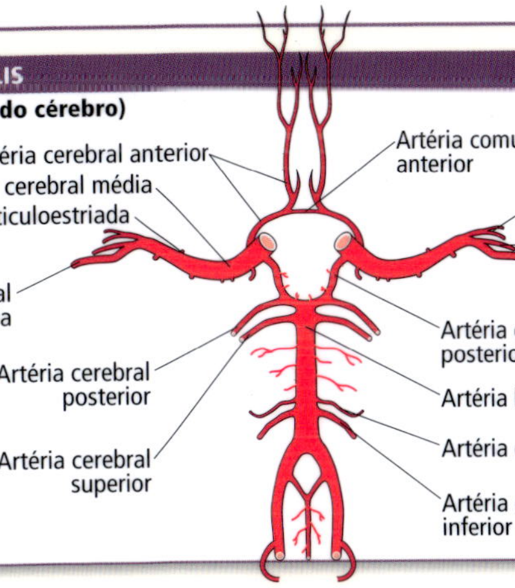

Nervos cranianos

I – Nervo olfatório	VII – Nervo facial
II – Nervo óptico	VIII – Nervo vestibulococlear ou nervo auditivo
III – Nervo oculomotor	IX – Nervo glossofaríngeo
IV – Nervo troclear	X – Nervo vago
V – Nervo trigêmeo	XI – Nervo acessório
VI – Nervo abducente	XII – Nervo hipoglosso

Avaliações do sistema nervoso

FUNÇÕES	TESTES/AVALIAÇÕES
Nível de consciência Escala de coma de Glasgow	**Abertura ocular** – espontânea (4); ao comando (3); à dor (2); ausência de resposta (1) **Resposta verbal** – orientado (5); conversação confusa (4); palavras inapropriadas (3); sons incompreensíveis (2); ausência de resposta (1) **Resposta motora** – obedece comandos (6); localiza dor (5); reage com flexão (4); decorticação (flexão patológica) (3); descerebração (extensão patológica) (2); ausência de resposta (1) O valor mínimo é 3 (coma) e o máximo é 15 (nível de consciência comum)
Excitação	**Alerta** – insônia **Letargia** – necessidade de voz alta **Embotamento** – voz alta + sacudida leve **Estupor** – voz alta + sacudida forte **Coma (Escala de Glasgow)** – abertura ocular, resposta verbal e resposta motora
Atenção	**Repetição de números** – repetição exata de mais de sete números **Vigilância** – reconhece letras quando recebe uma série de letras diferentes
Condições mentais	**Excitação e atenção** (ver acima) **Orientação** – pessoa, lugar, tempo **Linguagem** – fluência oral, compreensão, articulação **Memória** – recente e pregressa **Interpretação de provérbios** – raciocínio abstrato/alta associação com função cortical **Cálculos** – habilidade em matemática simples **Escrita** – aptidão espacial e linguística **Capacidade construtiva** – desenhar figuras complexas, manipular blocos
Visão e campos visuais	**Reflexos pupilares** – NC II (sensorial) e NC III (motor) **Acuidade** – capacidade de ler perto/longe (NC II) **Campo visual** – testar um olho de cada vez; documentar os campos periférico, superior e inferior (NC II) **Movimento dos olhos** – acima, abaixo, medial (NC III), lateral (NC VI) e olhar para o nariz (NC IV) **Reflexo vestíbulo-ocular** – manter os olhos em um objeto. enquanto a cabeça se move (NC VIII)
Reflexos	**Tendão profundo** (veja Avaliação Geral) **Postura** – reflexos anormais **Decorticação** – flexão de extremidade superior, extensão de extremidade inferior **Descerebração** – extensão de ambas as extremidades superiores e inferiores **Cutâneo plantar** – Babinski positivo ou negativo **De engasgo** – elevação do palato (NC IX, X) **Liberação frontal** – reflexos de preensão, sucção, fixação **Cremastérico** (L1-2) **Reflexo do esfíncter anal** (S2-4)
Tônus	**Resistência ao alongamento passivo** **Flacidez** – ausência de tônus muscular **Hipotonia** – tônus diminuído **Hipertonia** – tônus aumentado **Espasticidade** – dependente de velocidade do movimento **Rigidez** – bidirecional, não dependente de velocidade
Motilidade de rosto e pescoço	**NC III, V, VII, IX, X, XI, XII** **Abertura das pálpebras** (III) **Expressão facial** (VII) **Músculos da mastigação** (V) **Língua** (XII) **Músculos esternocleidomastoideo e trapézio superior** (XI)
Coordenação	**Extremidades** – dedo-nariz, calcanhar-tornozelo, tamborilar de dedos, movimentos alternados rápidos **Dismetria** – ultrapassar/não alcançar **Disritmia** – alterações dos movimentos **Disdiacocinesia** – dificuldades em RAM **Tremor** – resistência postura e braços; intenção – no decurso do movimento; em descanso **Tronco** – andar atáxico, base alargada, incapacidade de realizar a postura uma atrás da outra; titubeio, tremor do tronco **Ativação muscular** – coatividade, dificuldade em movimentos escalonados, reação lenta/tempo de movimento
Equilíbrio	**Sinal de Romberg** – pés juntos, braços cruzados, olhos fechados; testa a função vestibular (VIII) **Estratégias posturais** – tornozelo, quadris, marcha com deslocamento do centro de massa **Alcance** – testa limite de estabilidade (veja o item Alcance Funcional no quadro Testes de Mobilidade Funcional) **Sensorial** – Romberg com olhos abertos/fechados, superfície dura/macia; testa confiança na visão/propriocepção
Sensação	**Somática** – toque leve, propriocepção, dor, temperatura; pressão em dois pontos **Paladar** – NC VII (os dois terços anteriores da língua), IX (o terço posterior da língua) **Rosto** – NC V **Cortical** – cinestesia, estereognose, grafestesia
Força	**Paralisia** – perda do movimento voluntário **Fraqueza** – incapacidade de gerar força suficiente para se mover **Testes** – através dos grupos musculares (flexores dos quadris), segmento espinhal (L 2), ou nervo periférico (nervo femoral); métodos: teste manual, dinamômetro, eletromiografia, testes isocinéticos

Sistema neuromuscular

Distúrbios neuromusculares comuns

DISTÚRBIOS	SINAIS E SINTOMAS CLÍNICOS
Neuropatia	Distúrbio dos nervos que compromete o axônio e/ou a bainha de mielina • Perda sensorial e/ou motora, associada a sintomas de distúrbio dos neurônios motores inferiores • Distúrbio da sensibilidade cutânea nas mãos e nos pés de diabéticos, com trajeto de luva e meia
Síndrome de Guillain-Barré	Desmielinização dos nervos periféricos causada por disfunção do sistema imunológico • Fraqueza muscular, arreflexia, parestesia (extremidades distais)
Miopatia	Fraqueza muscular, agravada na proximal, sem perda sensorial e de reflexos • Distrofia muscular – degeneração da fibra muscular • Dermatomiosite e polimiosite – distúrbios imunológicos inflamatórios
Miastenia grave	Distúrbio da conexão neuromuscular na membrana pós-sináptica • Fraqueza simétrica na proximal de membros, pescoço, diafragma e pálpebras • Reflexos e sensações normais; a fraqueza aumenta com o uso repetitivo
Esclerose lateral amiotrófica (ELA ou doença de Lou Gehrig)	Degeneração dos neurônios motores na medula espinhal, no tronco cerebral e cérebro • Progressão de fraqueza e paralisia, perda da deglutição e da respiração • Sintomas de distúrbio dos neurônios motores inferiores e superiores; início de fraqueza muscular nas extremidades superiores e inferiores e na face; depois, espasticidade e hiper-reflexia (sensações vagas)
Lesão e síndromes da medula espinhal	Por causa de traumatismo ou não, resulta na parcial ou completa perda das funções dos nervos periféricos de movimento, sensibilidade e reflexo; inclui espasticidade • Tetraplegia – dos quatro membros e do tronco • Paraplegia – dos membros inferiores e do tronco • Síndrome de Brown-Sequard – paresia espástica ipsilateral; perda ipsilateral das sensibilidades proprioceptiva e vibratória; perda contralateral das sensibilidades ao calor e à dor • Síndrome medular central – o envolvimento dos membros superiores é pior do que o dos inferiores, com a função sacral preservada • Síndrome medular posterior – perda da propriocepção, com preservação da motricidade e sensibilidade dolorosa • Síndrome medular anterior – perda da sensibilidade à dor e ao calor; funções motoras intactas, com sentidos de vibração e propriocepção
Acidente vascular cerebral (AVC) ou Encefálico (AVE)	Perda de fluxo sanguíneo no cérebro por isquemia (80% dos casos) ou por causas hemorrágicas • Veja o quadro Suprimento Vascular Cerebral
Esclerose múltipla	Desmielinização progressiva, uma doença do SNC que causa placas escleróticas na substância branca; começa em jovens adultos com idade entre 20 e 50 anos
Mal de Parkinson	Distúrbio neurológico do gânglio basal, perda de dopamina na substância negra • Sinais primordiais: bradicinesia, tremor, instabilidade postural, rigidez
Huntington ou coreia hereditária	Distúrbio hereditário que começa na meia-idade, com morte celular dos gânglios (núcleos) basais – caudado, putâmen ou núcleo lentiforme
Ataxia cerebelar	Tremor de intenção, dismetria e disritmia
Traumatismo craniano ou trauma cranioencefálico	Dano ao cérebro resultante de trauma (acidentes de automóvel, quedas, violência, etc.) • Sinais e sintomas incluem: coma, perda cognitiva, perda sensorial/motora, diminuição das capacidades de engolir, coordenação, fala, comportamento, visão

Suprimento vascular cerebral e síndromes associadas a acidente vascular cerebral

ARTÉRIAS	REGIÕES CEREBRAIS SUPRIDAS	SINAIS E SINTOMAS ASSOCIADOS
Cerebral anterior ACA	Lobos parietal e frontal medial, gânglios basais, fórnix anterior, corpo caloso anterior	Hemiparesia e hemianestesia contralateral (maior nas extremidades inferiores do que nas superiores); hemiagnosia (negligência contralateral ou ipsilateral) esquerda (ACA direita), afasia (ACA esquerda); reflexos de preensão e sucção; ausência de resposta emocional diante de situações que normalmente provocam emoção; raciocínio prejudicado; incontinência urinária
Cerebral média ACM	Lobo frontal superolateral	Superior: fisionomia contralateral, fraqueza e espasticidade nas extremidades superiores, afasia não fluente (ACM esquerda); hemiagnosia (ACM direita)
	Lobo temporal inferolateral e porção do lobo parietal	Inferior: afasia fluente (ACM esquerda), hemiparesia contralateral moderada, hemiagnosia esquerda severa e déficit do campo visual (ACM direita), déficit do campo visual direito (ACM esquerda)
	Cápsula interna profunda, coroa radiada, gânglios basais	Profundo: hemiparesia motora, possível afasia (ACM esquerda) ou hemiagnosia esquerda (ACM direita)
	Artéria cerebral média proximal: afeta todas as ramificações	Hemiplegia contralateral, hemianestesia, hemianopsia homonômica, afasia total (ACA esquerda), hemiagnosia (ACA direita), olhar fixo com primazia na direção do lado afetado
Cerebral posterior ACP	Lobo occipital, lobo temporal inferomedial, tronco cerebral superior, mesencéfalo, tálamo	Hemianopsia homonômica contralateral, déficit hemissensorial contralateral, agnosia visual ou prosopagnosia, dislexia, agrafia ou anomia; dor talâmica, disestesias, movimentos involuntários, síndrome de Weber, paralisia do nervo oculomotor
Cerebelar superior ACS	Cerebelo superior, núcleo dentado, ponte lateral	Ataxia de membro, tontura com náusea/vômito, nistagmo horizontal, perda do olhar conjugado ipsilateral, síndrome de Horner contralateral, perda da sensação de dor/temperatura contralateral; perda dos sentidos de tato, posicionamento e vibração
Cerebelar inferoposterior ACIP	Medula lateral e cerebelo inferior; infarto pode levar à síndrome medular lateral (ou síndrome de Wallenberg)	Ipsilateral: perda de sensação de dor e temperatura no rosto; ataxia cerebelar de membro e marcha, tontura, nistagmo, síndrome de Horner, disfagia, perda sensorial. Contralateral: perda de sensação de dor e temperatura no rosto e no corpo
Cerebelar inferoanterior ACIA	Ponte caudal lateral, pequena área do cerebelo	Ipsilateral: nistagmo horizontal/vertical, tontura, náusea, vômito; paralisia facial, perda do olhar conjugado para o lado da lesão; surdez e/ou zumbido; ataxia, perda de sensação na face Contralateral: redução da sensação de dor/temperatura
Basilar AB	Ponte ventral (base da ponte), trato corticoespinhal, feixes longos de núcleos cranianos	Síndrome de encarceramento, o que inclui: tetraplegia, paralisia de nervo craniano bilateral (perda do olhar para cima), coma (perda da cognição)

Testes para determinar a tensão muscular

TESTES	MÚSCULOS TESTADOS	POSIÇÕES	TESTES POSITIVOS	TESTES NEGATIVOS
Tripé	Tendão do jarrete	Paciente senta-se ereto e com lordose natural	Incapaz de manter a postura com lordose quando estende a perna	Mantém a postura lordótica quando a perna é totalmente estendida
Thomas	Flexores dos quadris.	Paciente deita-se de costas, coxas e pernas sobre a mesa; a perna que não será testada fica flexionada em direção ao peito	Impossibilidade de manter a perna estendida sobre a mesa sem um aumento de lordose	Capaz de manter a perna testada estendida sobre a mesa sem aumento de lordose
Sinais de contratura peitoral	Peitoral maior	Paciente deita-se de costas, com as mãos unidas atrás da cabeça enquanto os braços são baixados em direção à mesa	Os cotovelos não alcançam a mesa	Os cotovelos tocam a mesa quando os braços são abaixados
Teste de flexão de joelho em pronação	Quadríceps	Paciente deita-se de costas e o examinador flexiona, passivamente, a perna em direção às nádegas	Incapacidade de flexionar a perna até o calcanhar tocar as nádegas e/ou a pelve se erguer da mesa	O examinador consegue flexionar a perna até o calcanhar
Teste de Ober	Tensor da *fascia lata*	Paciente deita-se de lado, com a parte a ser examinada para cima e com a perna junto à mesa flexionada. O examinador afasta e estende a coxa, com o joelho flexionado a 30º, e depois abaixa lentamente a coxa em direção à mesa enquanto a pelve é estabilizada	A coxa não é levada em direção à mesa, indicando uma contratura do tensor da *fascia lata* (trato iliotibial)	A coxa é levada até a mesa

Testes especiais de ortopedia

REGIÕES / TESTES	PROCEDIMENTOS DE TESTES	INDICAÇÕES	TESTES POSITIVOS
Coluna cervical			
Manobra de Spurling	Paciente move o pescoço para o lado afetado, a 30º- 45º. O examinador aplica a compressão axial	Radiculopatia cervical	Reprodução de sintomas radiculares
Distração sentado	A distração axial é aplicada na posição neutra da cervical	Radiculopatia cervical	Sintomas aliviados durante a distração (tração-separação)
Ombro			
Sinal de impacto do ombro	O braço do paciente é passivamente elevado até o final da amplitude de movimento, com sobrepressão no plano escapular	Síndrome de impacto	Dor é relativa no arco 60º-90º
Sinal de apreensão	Com o paciente em supino, o examinador faz a abdução do braço a 90º e a rotação lateral até o final da amplitude possível	Instabilidade glenoumeral	Apreensão, dor, resistência ao movimento mais adiante
Queda do braço	O examinador coloca o braço do paciente a 90º e pede-lhe que abaixe, lentamente, o braço na lateral	Ruptura do manguito rotador	Incapacidade de baixar lentamente o braço para o lado
Desfiladeiro torácico			
Manobra de Adson	O examinador apalpa o pulso radial; o paciente estende e gira a cabeça em direção ao lado afetado, e o examinador estende e faz o ombro girar lateralmente	Síndrome do desfiladeiro torácico.	Pulso radial desaparece e/ou paciente relata sintomas coincidentes
Cotovelo / Pulso			
Epicondilite lateral	O cotovelo do paciente é levemente fletido enquanto o examinador apalpa o epicôndilo lateral; o paciente deve então estender o punho com o antebraço pronado contra a resistência do examinador	Epicondilite lateral	A dor é reproduzida
Coluna lombar			
Instabilidade ventral	Paciente em pronação, quadris flexionados fora da mesa, os pés firmes no chão. O examinador aplica o deslizamento PS para cada segmento lombar; o paciente, ativamente ergue as pernas do chão e o deslizamento PA é repetido	Instabilidade lombar segmentar	A dor é reproduzida durante o deslizamento PA, quando os pés estão em contato com o chão; assim que as pernas são levantadas, o deslizamento PA é feito e a dor é suprimida
Articulação sacroilíaca			
Sacro saliente	Paciente se deita em pronação; o examinador coloca a base da palma da mão sobre o ápice do sacro e aplica pressão posterior-anterior (em espiral)	Disfunção da articulação sacroilíaca	A dor é reproduzida durante a pressão em espiral
Quadril			
Teste de mola	O examinador flexiona e conduz o quadril em direção ao ombro oposto até sentir resistência; mantendo a resistência, o quadril é conduzido a um afastamento por meio de um arco de flexão	Patologia e/ou impacto da articulação	Dor, movimento irregular, resistência ao movimento
Joelho			
Varo / Valgo	Para testar o ligamento fibular (lateral) colateral, o examinador aplica um esforço varo ao joelho em flexão de 30º e, para testar o ligamento tibial (medial) colateral, um esforço valgo com flexão de 30º	Instabilidade ligamentar	A fíbula se afasta do fêmur (varo) A tíbia se afasta do fêmur (valgo)
Lachman	Paciente em supinação, os joelhos flexionados em 30º; o examinador estabiliza o fêmur com uma mão e move a tíbia para a frente	Instabilidade tibiofemoral anterior	Sensação final macia e/ou movimento excessivo
McMurray	Paciente em supinação, joelhos flexionados; o examinador faz uma rotação de forma medial (menisco lateral) ou lateral (menisco médio) e estende a perna com um movimento varo e valgo, respectivamente	Desajuste do menisco	Estalo ou clique acompanha a dor
Compressão patelar (ou teste de Appley)	O examinador comprime a parte superior da patela com o espaço interdigital da mão durante a contração do quadríceps em 0º e em outros ângulos	Disfunção patelar	Dor retropatelar
Tornozelo			
Kleiger	Paciente sentado, joelho fora da mesa; o examinador roda o pé, lateralmente, até o final da amplitude disponível	Lesão ligamentar medial (deltoide)	Dor e/ou movimento excessivo
Gaveta anterior	O tornozelo do paciente fica em flexão plantar a 20º, com a perna estabilizada; o examinador alonga o tálus/a parte anterior do pé	Lesão ligamentar talofibular anterior, reprodução de sintomas	Movimento excessivo. Final macio ou mudança medial do pé

Testes especiais para disfunções de nervos periféricos

TESTES	ESTRUTURAS NEUROLÓGICAS TESTADAS	PROCEDIMENTOS DE TESTES	TESTES POSITIVOS	INDICAÇÕES S
Tensão de membro superior	Raízes dos nervos C5, C6 e C7, e nervo mediano	Com o paciente em supino, o exame é realizado na seguinte ordem: o examinador pressiona e depois afasta o ombro em 90º-110º; estende o cotovelo, coloca em supinação o antebraço; alonga pulso e dedos e flexiona a coluna cervical lateralmente, longe dos sintomas	Reprodução dos sintomas	Tensão neural resultante de fibrose ou compressão
Elevação da perna com o joelho estendido	Nervo isquiático	O paciente deita em supinação com o pescoço em posição neutra; o examinador, passivamente, flexiona o quadril com o joelho estendido e o tornozelo em dorsiflexão	Reprodução dos sintomas a menos de 70º	Tensão do nervo ciático por fibrose ou herniação de disco
Flexão do cotovelo	Nervo ulnar	O paciente flexiona completamente o cotovelo enquanto alonga pulso e dedos durante 3 a 5 minutos	Parestesias na distribuição do nervo ulnar	Síndrome do túnel cubital
Phalen	Nervo mediano	O examinador flexiona manualmente os pulsos do paciente e pede que ele mantenha a posição por 1 minuto, ao mesmo tempo em que empurra, juntamente, a palma da mão e os pulsos	Parestesias na distribuição do nervo mediano	Síndrome do túnel do carpo
Froment	Nervo ulnar	O paciente deve agarrar um pedaço de papel entre os dedos polegar e indicador, depois o examinador faz força para remover o papel	Flexão da falange distal do polegar	Paralisia do nervo ulnar
Preensão digital	Ramo interósseo anterior do nervo mediano	O paciente é solicitado a beliscar com a ponta do polegar e a do indicador juntas, evitando o contato com as áreas da polpa dos dedos	Incapacidade de dar um beliscão em ponta com ponta	Lesão no nervo interósseo anterior

Testes de mobilidade funcional

TESTES	OBJETIVOS / COMPONENTES	VALORES NORMATIVOS
Velocidade para se levantar de cadeira (timed chair stands)	Mobilidade funcional. Força das extremidades inferiores • Tempo (em segundos) de sentar e levantar por 5 vezes	Adultos: 11-16 s Com dano significativo: > 30
Velocidade de marcha	Velocidade de caminhada • Tempo para andar 2-4 metros, calcular metros/segundos (m/s)	Adultos: 1,2-1,5 m/s Adultos idosos: 0,9 - 1,3 m/s Deambulador comunitário: > 0,42 m/s
Caminhada de 6 minutos (TC6)	Mede a capacidade de exercício funcional • A distância em metros em 6 minutos andando em um corredor, com permissão para descanso e dispositivos de ajuda	Normal: 410 m Redução de capacidade: < 300 m AVC: aproximadamente 200 m
Tempo de levantar e andar (timed up & go – TUG)	Teste objetivo de mobilidade física • Tempo, em segundos, para levantar, andar 3 metros, virar, voltar e sentar	< 10 s: independente 20-29 s: frágil > 30 s: dependente
Escala de equilíbrio funcional de Berg	Equilíbrio funcional e risco de queda • 14 testes em escala ordinal: em pé, virando, alcançando, dando passos • Não é permitido usar dispositivo de ajuda	Máximo: 56 54-56: 3%-4% risco de queda/ meta 46-54: 6%-8% risco de queda/meta
Índice de marcha dinâmica	Marcha dinâmica, aparelho vestibular, equilíbrio • Oito testes, tais como degraus, obstáculos, virar a cabeça	Máximo: 24 Risco de queda – idosos: < 19 Risco de queda – distúrbios vestibulares: < 18
Avaliação funcional de marcha	Marcha dinâmica, aparelho vestibular, equilíbrio • É o índice de marcha dinâmica modificado, acrescido de marcha tandem (um atrás do outro), para trás, olhos fechados, velocidade	Máximo: 30 Sem registro sobre risco de queda
Avaliação de mobilidade orientada de Tinetti	Marcha e equilíbrio de adultos frágeis • Simetria do passo, início, largura do passo, ritmo, estabilidade	Resultado máximo: 28 > 24: risco baixo de quedas 19-24: risco moderado de quedas < 19: alto risco de quedas
Alcance funcional	Limites de estabilidade • Mede a distância que alguém pode alcançar sem dar passos (até três tentativas)	Adultos: 35,5 cm - 43,18 cm Idosos: 25,4 cm - 33 cm < 20,32 cm: risco de queda
Graus de marcha funcional	Nível de caminhada • Seis níveis, variando do fisiológico ao doméstico deambuladores comunitários (pacientes com capacidade para deambular dentro e fora de casa, podendo precisar de auxílio para a marcha)	Avaliação nominal de resultados
Escala estimativa de anormalidades da marcha	Qualidade da marcha • Ritmo, movimento, suavidade	Escala: 0-48; resultado mais baixo indica desvios menores
Desempenho físico	Alcance das tarefas físicas • Extremidades superiores (ler/comer), mover-se, andar, subir escadas	9 itens, com escada: máximo de 36 7 itens, sem escada: máximo de 28

Escala modificada de Ashworth para espasticidade

GRAUS	DESCRIÇÕES
0	Tônus muscular normal
1	Leve aumento do tônus muscular, manifestado por tensão momentânea ou por mínima resistência no final da amplitude do movimento, quando a região afetada é movida em extensão ou flexão
1+	Leve aumento do tônus muscular, manifestado por tensão abrupta, seguido de resistência mínima em menos da metade da amplitude do movimento restante
2	Aumento mais marcante do tônus muscular durante a maior parte da amplitude do movimento, mas a região afetada é movida facilmente
3	Considerável aumento do tônus muscular. O movimento passivo é difícil
4	Parte rígida em flexão ou extensão

Reproduzido de Bohannon R, Smith M. Interrater Reliability of a Modified Ashworth Scale of Muscle Spasticity. Physical Therapy Journal (1987); 67: 2006 com permissão da American Physical Therapy Association.

Medições dos efeitos de doenças específicas

AVC
Escala de AVC adotada pelo Instituto Nacional de Saúde dos Estados Unidos
Escala de avaliação motora
Avaliação Fugl Meyer de performance física
Escala de AVC baseada na de Chedoke-McMaster
Teste motor de Wolf
Teste de pesquisa-ação do braço
Escala de mobilidade para pacientes de AVC agudo
Índice de atividades Frenchay
Índice de mobilidade de Rivermead
Escala de impacto de AVC
DANO CEREBRAL POR TRAUMA
Escala de níveis de função cognitiva de Rancho Los Amigos Medical Center
Escala comportamental de agitação
Sistema de medição de autonomia funcional de Craig
Escala de satisfação com a vida
ESCLEROSE MÚLTIPLA
Escala modificada de impacto de fadiga
Escala de incapacidade funcional expandida
MAL DE PARKINSON
Escala modificada de Hoehn e Yahr
Escala unificada para mal de Parkinson
Questionário para mal de Parkinson
DANO À MEDULA ESPINHAL
Escala de classificação da lesão pela Associação Americana de Lesão Medular (ASIA)
Avaliação medular para reflexos espásticos
Medida de independência funcional em lesões medulares
ESCLEROSE LATERAL AMIOTRÓFICA
(ELA ou doença de Lou Gehrig)
Escala de avaliação funcional de ELA
Escala de gravidade de ELA

Barros, Fischer & Associados
Editor: Flávio Barros Pinto

Resumão Profissões

Fisioterapia AVALIAÇÕES **1**

1.ª EDIÇÃO 3.ª TIRAGEM – MAIO 2018

Autores: Mary Blackinton, Morey J. Kolber e Bini Litwin;
Consultor: Vitor Hugo de Oliveira, fisioterapeuta mestre em Terapia Intensiva, integrante do Instituto Biophysical de Ensino em Saúde;
Tradução: Maria Ignez T. França; **Edição:** Andréa Barros; **Arte:** Cláudio Scalzite e Maurício Cioffi; **Preparação e revisão:** Cleide Ruffo.

Resumão Profissões – Fisioterapia 1 – Avaliações é uma publicação da Barros, Fischer & Associados sob licença da Barcharts.

A série Resumão Profissões é poderosa ferramenta educacional para ser usada como complemento do material didático adotado nos cursos profissionalizantes. Os exemplares dos resumos podem ser consultados de forma rápida e eficiente durante o período de sua formação ou em sua vida profissional.

Endereço: Rua Ulpiano, 86, Lapa, São Paulo, CEP 05050-020.
Telefone/fax: 0 (xx)11 3675-0508.

Site: **www.resumao.com.br**
E-mail: **contato@resumao.com.br**

Distribuição e vendas: Bafisa, tel.: 0 (xx)11 3675-0508
Impressão: Eskenazi Indústria Gráfica Ltda.

ISBN 978-857711200-5
9 788577 112005